ÉTUDE

SUR LE

TABES DORSAL SPASMODIQUE

PAR

Marc-Gaston FERRAND

DOCTEUR EN MÉDECINE DE LA FACULTÉ DE PARIS

Médecin stagiaire au Val-de-Grâce.

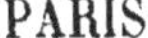

PARIS

ALPHONSE DERENNE

52, Boulevard Saint-Michel, 52

1881

ÉTUDE

SUR LE

TABES DORSAL SPASMODIQUE

PAR

Marc-Gaston FERRAND

DOCTEUR EN MÉDECINE DE LA FACULTÉ DE PARIS

Médecin stagiaire au Val-de-Grâce.

PARIS

ALPHONSE DERENNE

52, Boulevard Saint-Michel, 52

1881

A LA MÉMOIRE DE MON PÈRE

A MA MÈRE

ET

A MON ONCLE F. FERRAND

Recevez tous les deux le témoignage de mon affection et de ma sincère reconnaissance.

A MA FAMILLE

A MON PRÉSIDENT DE THÈSE

M. LE PROFESSEUR PARROT

ÉTUDE

SUR LE

TABES DORSAL SPASMODIQUE

INTRODUCTION.

Dans le service de M. le professeur Villemin, à l'hôpital militaire du Val-de-Grâce, il nous a été donné d'observer un malade présentant, sans aucun phénomène douloureux et sans atrophie musculaire, une paralysie des membres inférieurs avec tendance aux contractures. Une paraplégie survenant progressivement chez un homme de trente-cinq ans, sans occasionner la moindre douleur et sans aucun phénomène concomitant, nous a fait penser à un syndrôme clinique décrit en France dans ces derniers temps par M. le professeur Charcot sous le nom de « tabes dorsal spasmodique. »

Cette dénomination qui est purement clinique nous fait immédiatement comprendre à quel genre de maladie nous avons affaire.

Les mots « *tabes dorsal* » nous indiquent une affection chronique de la moelle, et l'adjectif « *spasmodique* » nous apprend qu'elle se traduit principalement par des spasmes.

C'est donc une dénomination heureuse; elle a de plus l'avantage de ne préjuger en rien sur la nature de la lésion qui produit la maladie.

Cet ensemble symptomatique en effet n'a pas encore donné lieu à des autopsies.

La clinique devance donc l'anatomie pathologique. Ce n'est pas d'ailleurs chose nouvelle.

Duchenne (de Boulogne) avait fait connaître l'histoire de l'ataxie locomotrice, avant que les progrès de l'anatomie pathologique, et, en particulier, les travaux de l'école de la Salpêtrière ne fussent venus montrer qu'on avait bien là une entité morbide, dont la lésion, toujours la même, résidait dans les cordons postérieurs de la moelle.

Une chose semblable se passe aujourd'hui.

Erb en Allemagne, et M. le professeur Charcot en France, l'un sous le nom de « *paralysie spinale spastique* », l'autre sous celui de « *tabes dorsal spasmodique* », ont décrit un groupe de symptômes qui paraissent faire partie d'une entité morbide.

Un jour viendra où les autopsies éclaireront les prévisions cliniques.

La lésion des cordons postérieurs, conducteurs de la sensibilité, produit l'ataxie locomotrice, ou tabes dorsal ataxique, selon la dénomination de M. Charcot. Cette lésion se traduit par des troubles de la sensibilité dont l'incoordination motrice est la conséquence.

La lésion des cordons latéraux, conducteurs spéciaux de la motilité, doit produire de la paralysie sans troubles de nutrition ni de sensibilité. C'est précisément là ce qui constitue le tabes dorsal spasmodique. On est donc fondé à dire qu'on doit avoir une lésion des cordons latéraux, et des cordons latéraux seuls.

La question nous a paru intéressante, et nous avons résolu de la prendre pour sujet du travail que la Faculté nous demande à la fin de nos études.

Nous avons pu réunir deux observations inédites. La première, nous la devons à notre ami le docteur Hublé, qui l'a recueillie pendant son externat chez monsieur le professeur Jaccoud, à l'hopital Lariboisière, en 1880.

La seconde nous l'avons recueillie nous-même, au Val-de-Grâce, dans le service de monsieur le professeur Villemin, qui a bien voulu nous en permettre la publication, ce dont nous le remercions bien sincèrement.

A ces deux observations il nous a paru utile de réunir trois observations émanant du service de monsieur Charcot, publiées dans la thèse de monsieur le docteur Betous en 1876, et dix-sept observations que nous avons trouvées dans une monographie du professeur Erb d'Heidelberg, publiée dans les Archives de Virchow, année 1877, et dont nous apportons une traduction.

Ces vingt-deux observations groupées dans un même travail permettront de voir la maladie sous les divers aspects qu'elle revêt à ses différentes périodes. La thèse de monsieur Betous ne rapporte que des cas déjà anciens; les observations de Erb et celles que nous rapportons nous-même, montrent la maladie à ses débuts et sous des formes un peu différentes de celles mentionnées en France jusqu'à ce jour.

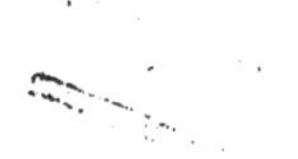

Abandonné à nos propres forces pour faire ce travail, nous nous recommandons à la bienveillance de nos juges.

Que monsieur le professeur Parrot reçoive nos remercîments pour l'honneur qu'il nous fait en acceptant la présidence de cette thèse.

DIVISION DU SUJET

Nous avons divisé notre sujet en sept chapitres.

I. — Historique.
II. — Étiologie.
III. — Symptômatologie.
IV. — Diagnostic.
V. — Pronostic.
VI. — Traitement.
VII. — Observations.

CHAPITRE I

HISTORIQUE.

Ollivier d'Angers dans son excellent traité des maladies de la moelle, édition de 1837, paraît avoir connu cette affection bien qu'il ne lui ait pas donné de nom spécial et qu'il l'ait laissée dans le cadre des autres myélites chroniques.

A la page 427 du tome II, il donne une description qui ne saurait laisser aucun doute sur la nature de la maladie observée.

Voici en quels termes il s'exprime : « Chaque pied se « détache avec peine du sol, et dans l'effort que fait alors « le malade pour le soulever entièrement et le porter en « avant, le tronc se redresse et se renverse en arrière « comme pour contrebalancer le poids du membre inférieur « qu'un tremblement involontaire agite avant qu'il soit ap- « puyé de nouveau sur le sol. Dans ces mouvements de « progression, tantôt la pointe du pied est abaissée et traî- « née plus ou moins contre terre avant de s'en détacher, « tantôt elle est relevée brusquement en même temps que « le pied est déjeté en dehors. J'ai vu quelques malades « qui ne pouvaient marcher un pas, quoique appuyés sur « une canne, qu'en se renversant le tronc et la tête en ar- « rière de telle sorte que leur allure avait quelqu'analogie « avec celle que détermine le tétanos. »

Ce tableau ne diffère en rien de celui qu'on peut voir dans quelques-unes des observations réunies à la fin de ce travail.

Indépendamment de cette description, Ollivier relate deux observations de malades qui présentèrent de l'affaiblissement progressif du mouvement des membres inférieurs sans altération de la sensibilité.

Cet affaiblissement fut suivi de paralysie avec contractures. Il relate même l'autopsie de l'un de ces malades où on trouva une inflammation chronique des parties antérieures de la moelle.

L'examen plus détaillé de la moelle n'ayant pas été fait, et de plus l'état des muscles n'ayant pas été indiqué dans l'observation, il nous est impossible de savoir si on avait bien là une sclérose cantonnée dans les cordons latéraux seuls, c'est-à-dire le tabes dorsal spasmodique, ou bien une sclérose des cordons latéraux compliquée de l'inflammation des cornes antérieures de la substance grise, c'est-à-dire la sclérose latérale amyotrophique.

Après Ollivier d'Angers, Türck en 1856, monsieur Charcot en 1865 ont décrit la lésion des cordons latéraux, sans affection cérébrale, lésion qui se caractérisait par des troubles du mouvement, spasmes, contractures, etc., sans troubles de la sensibilité. Monsieur Charcot disait même (*Union médicale* 1865 p. 453 et 467) : « J'incline à croire qu'il y a
« là une espèce anatomo-pathologique distincte qui devien-
« dra de moins en moins rare à mesure que se multiplie-
« ront les nécropsies attentives, et qui, un jour peut-être,
« pourra être mise en parallèle avec la sclérose des cor-
« dons postérieurs. »

Ces prévisions se sont réalisées, car l'observation, où il y avait de l'atrophie musculaire, que monsieur Charcot rapporte en 1865, entre dans la maladie qu'il a décrite depuis sous le nom de sclérose latérale amyotrophique.

Bien que cette dernière maladie se rapproche beaucoup de celle que nous étudions, elle s'en éloigne par un point caractéristique, l'atrophie musculaire, conséquence de la lésion de la substance grise.

Le professeur Erb d'Heidelberg dans le n° 26 de Berliner Klin Wochenschrift, 1875, a le premier appelé l'attention sur la maladie qui nous occupe, faisant ressortir ses caractères particuliers. Dans ce travail, Erb ne donne pas de nom à la maladie, il se borne à intituler son article « Sur un complexus symptomatique peu connu d'origine spinale. »

Monsieur Charcot, dans ses leçons sur les maladies du système nerveux 1875-1876, a donné une excellente description de la maladie à laquelle il a donné le nom de tabes dorsal spasmodique.

Monsieur Charcot fait remarquer qu'on doit se contenter de cette dénomination clinique, car aucune autopsie n'a encore permis d'en étudier la lésion.

En 1876, un des élèves de monsieur Charcot, monsieur Betous, fit sur ce sujet sa thèse inaugurale où sont rapportées quatre observations.

Nous avons emprunté à cette thèse trois observations (I à III).

En 1877, Erb reprit la question et publia dans les Archives de Virchow pages 267 et 293, une excellente étude où se trouvent réunies dix-neuf observations.

Dans cette monographie, il ne resta pas dans la même réserve que la première fois et donna à la maladie le nom de « *paralysie spinale spastique* » disant que cette appellation valait mieux que celle de monsieur Charcot.

Nous ne voyons pas en quoi elle est meilleure ; bien au contraire, il nous semble que le mot paralysie n'est pas très bien employé, car précisément dans les observations qu'il rapporte on ne voit presque jamais de paralysie complète, cette dernière ne venant en général qu'à une période avancée de la maladie.

C'est à ce travail de Erb que nous avons emprunté dix-sept observations dont nous apportons la traduction (IV à XX).

Toutes ces observations, soit en France soit en Allemagne, n'ont pas encore, nous l'avons déjà dit, donné lieu à une seule autopsie concluante ; aussi certains auteurs, comme Leyden de Berlin, doutent-ils de l'entité morbide de cette affection. Ce dernier la considère comme une forme de la sclérose en plaques.

Mais avec MM. Charcot et Erb, nous croyons bien qu'il n'en est pas ainsi, et les observations déjà nombreuses diffèrent trop de la sclérose en plaques pour qu'il n'en soit pas autrement.

CHAPITRE II

ÉTIOLOGIE

Cette affection qui paraît assez fréquente, puisque Erb a eu l'occasion d'en observer un assez grand nombre de cas dans peu d'années, a une étiologie fort obscure.

L'étude des observations que nous rapportons nous permet de faire les réflexions étiologiques qui vont suivre.

La maladie se développe ordinairement à l'âge mûr. C'est ordinairement entre 30 et 50 ans qu'on l'observe.

On peut aussi l'observer de 20 à 30 ans. Erb relate même des cas où elle se serait développée chez des petites filles dès le plus bas âge.

Ces observations au nombre de trois qu'on trouvera à la fin de cette thèse (XVIII, XIX, XX) paraissent bien concluantes. L'auteur allemand ne sait pas à quoi attribuer la maladie à cet âge aussi peu avancé, il incline à penser, pour un cas tout au moins, qu'il s'agit d'un défaut de développement embryonnaire. Chose qui paraît d'autant plus admissible qu'on sait aujourd'hui que les cordons latéraux ont un développement à part qui ne s'achève que dans les derniers temps de la vie utérine.

Quoi qu'il en soit de ces cas anormaux il paraît bien démontré que l'affection se manifeste surtout entre 30 et 50 ans.

Dans les 22 cas que nous rapportons, on la voit survenir :

6 fois de 40 à 49 ans.

9 fois de 30 à 40.

4 fois de 20 à 30.

3 fois dès le bas âge.

Le sexe paraît avoir une influence.

La maladie, d'après tous les auteurs serait plus fréquente chez les hommes que chez les femmes.

Sur les 22 cas que nous rapportons, il y a 13 hommes pour 9 femmes.

Un auteur allemand, O Berger, sur 11 cas aurait eu 8 hommes.

Notons ce fait que les trois cas de maladie observée dans le premier âge ont été vus chez des enfants du sexe féminin.

L'hérédité ne paraît pas avoir d'influence. C'est à peine si dans les observations rapportées à la fin de ce travail on verra relatées deux ou trois fois des maladies nerveuses chez les ascendants.

Si nous considérons l'affection par rapport aux professions, nous la voyons naître assez souvent chez des individus ayant des professions assez pénibles ; telles que les professions de colporteur, journalier, cultivateur. Mais ce n'est pas absolu, car on l'observe aussi chez des professeurs, des négociants et des personnes appartenant à l'aristocratie.

Une observation de la thèse de M. Betous, que nous rapportons sous le n° 1, indique l'influence qu'a eue la profession de peintre sur la maladie. Dans ce cas le saturnisme paraît avoir agi comme cause efficiente ; mais cette observation étant isolée, il n'est pas permis de généraliser.

La maladie survient chez des gens bien portants.

Nous n'avons vu qu'une seule fois l'influence rhumatismale invoquée (obs. X).

Dans nos observations il est fort difficile de trouver les causes occasionnelles. Elles n'y sont mentionnées que trois fois. Deux fois elles se rapportent au froid et la troisième au traumatisme.

La première, c'est une femme (obs. III) qui par sa profession de colporteuse dans les foires était obligé assez souvent de passer la nuit dehors par le froid et l'humidité.

La seconde c'est un menuisier qui se plaint d'avoir travaillé assez longtemps dans les courants d'air.

La troisième c'est le cavalier, dont nous rapportons l'observation, qui fit une chute violente avec son cheval, et vit dans la suite, cinq ou six mois après, la maladie se développer.

Notons que Reinhardt von der Velden (Berl. Kel. Woch. nº 38 p. 503, 1878) cite un cas de tabes dorsal spasmodique développé chez un homme qui fit, après être tombé à l'eau et en être sorti tout mouillé, une marche de plusieurs kilomètres par un vent très froid.

Voilà tout ce que nous pouvons dire au sujet des causes occasionnelles.

Quant à l'influence des régions et des climats, on l'a observée en France, en Angleterre, en Allemagne etc., elle paraît donc se développer un peu partout.

Il y a néanmoins une particularité intéressante relevée par Erb. Presque tous les malades qu'il a observés étaient venus de la Bavière Rhénane. Ce fait est d'autant plus curieux, que Erb n'exerce pas dans ce pays. Il est professeur à Heidelberg, ville du grand duché de Bade. Peut-être les Bavarois rhénans ont-ils une prédisposition pour cette maladie? C'est ce que l'avenir apprendra.

En résumé nos connaissances étiologiques sont très bornées.

C'est une maladie, qui se développe ordinairement de 30 à 50 ans chez des sujets habituellement bien portants et appartenant plus souvent au sexe masculin qu'au sexe féminin.

Quant aux causes véritables, nous les ignorons.

CHAPITRE III

SYMPTOMATOLOGIE

On peut diviser la maladie en trois périodes qui correspondent chacune à un état particulier.

Dans la première, le malade éprouve de la faiblesse, de la lourdeur dans les jambes, mais cela ne l'empêche pas de marcher et de vaquer à ses occupations.

Dans la seconde, cette faiblesse et cette lourdeur se sont transformées en raideurs et spasmes, qui, tout en ne condamnant pas la personne atteinte au repos absolu, l'obligent à s'aider de béquilles pour progresser.

Dans la troisième, le malade est condamné au repos absolu. La raideur et la contracture permanente sont telles que les jambes sont accolées l'une contre l'autre et qu'il est impossible au malade de les séparer.

Telle est en peu de mots la physionomie de la maladie.

Nous allons maintenant entrer dans les détails.

Première période.

Au milieu d'une bonne santé, la personne chez qui la maladie se développe, voit survenir de la faiblesse dans une jambe qui lui paraît plus lourde que d'habitude.

Cette faiblesse, cette lourdeur peuvent rester limitées quelque temps à une seule jambe.

Il arrive aussi que les deux jambes sont frappées à la fois.

Les malades traînent le membre malade comme si un poids y était attaché, et en rendait les mouvements plus lents. Cette sensation de lourdeur se traduit par un fait que les malades remarquent facilement, c'est l'usure de la semelle des souliers à la pointe. Cela provient de ce que la pointe du pied rase constamment le sol, par suite de la difficulté avec laquelle ils impriment des mouvements à leurs jambes.

La parésie frappe toujours les membres inférieurs les premiers.

La faiblesse des membres supérieurs ne vient que plus tard. Elle survient un an, deux ans, quatre ans, six ans après, et même plus. L'observation III prouve même que vingt ans après le commencement de la maladie, alors que l'état des membres inférieurs est très aggravé, les membres supérieurs ne présentent qu'une légère faiblesse.

Les membres ainsi affectés de parésie. tout en conservant leur sensibilité intacte dans tous ses modes, sont quelquefois pris de tremblements, de légers spasmes qui durent peu et se produisent surtout lorsque le malade se lève d'une chaise pour marcher, ou qu'il descend de son lit.

On peut aussi noter dans ces membres une augmentation des reflexes, augmentation légère à cette période, mais qui va s'exagérer dans les suivantes.

Le pincement et la piqûre font naître des mouvements involontaires peu en rapport avec la douleur ressentie. La percussion du tendon rotulien fait naître des reflexes assez étendus et le relèvement brusque du pied sur la jambe propuit une trépidation, nommée en France *trépidation épilep-*

toïde, et que Erb et Westphal en Allemagne désignent sous le nom de « *phénomène du pied*. »

Cet état parétique des membres inférieurs, dont l'exagération des reflexes est la conséquence, ne s'accompagne pas ordinairement de troubles de sensibilité. Les douleurs légères et vagues, dans le dos, les lombes et les membres inférieurs ne sont, lorsqu'elles existent, qu'accessoires et doivent être reléguées au second rang. Les malades n'en parlent pas ; toute leur attention est portée sur les troubles de la motilité.

Il n'y a pas de douleurs en ceinture.

Les lignes qui précèdent montrent dans quel état se présente un homme atteint de tabes dorsal spasmodique à la première période.

Tout se résume en un état parétique des membres inférieurs.

L'état général est excellent : l'appétit est bon et la digestion se fait bien.

Les organes génitaux, la vessie, le rectum ne présentent aucun trouble.

L'intelligence, les organes des sens, sont très bien conservés ; la parole est aussi facile et aussi nette que par le passé.

On n'observe pas le moindre phénomène ataxique. Si les membres sont plus faibles que d'habitude, il faut noter qu'ils ne sont le siège d'aucun mouvement désordonné. Les mouvements se font avec assurance et fermeté sans le moindre tremblement et sans la moindre incertitude.

L'obscurité et l'occlusion des yeux ne diminue en rien la solidité du malade.

Cette période a une durée variable. Dans les observations que nous rapportons, on pourra voir qu'elle varie de un an à six ans. En moyenne, on peut dire qu'elle dure deux ans.

Deuxième période.

Cette période est caractérisée par l'exagération des symptômes de la première. Le malade qui pouvait marcher, aller à ses affaires, voit sa démarche considérablement gênée.

Les membres supérieurs restent généralement dans un état satisfaisant, tout la maladie porte pour ainsi dire sur les membres inférieurs.

On voit survenir des raideurs et des contractures.

Le malade, dans son lit, a les deux jambes étendues. La sensibilité y est intacte et pas la moindre douleur ne s'y manifeste. La parésie a augmenté, mais il n'y a pas encore de paralysie complète.

On note dans les membres inférieurs une certaine raideur. Les mouvements dans les articulations se font assez difficilement, à cause des tensions musculaires qui existent en permanence et qui s'exagèrent lorsqu'on veut provoquer des mouvements. Les muscles extenseurs ont une action prédominante, sur les fléchisseurs ; les jambes sont en effet constamment dans l'extension ; on a même une certaine peine à les fléchir sur les cuisses. Ces membres, le malade étant couché, sont assez souvent pris de tremblements et de convulsions spasmodiques.

Tous les reflexes sont exagérés. La percussion des tendons et le relèvement brusque du pied produisent. de la trépidation beaucoup plus forte qu'à la première période.

Erb (obs. VI), dit même avoir produit cette trépidation reflexe dans les muscles de l'épaule en frappant sur l'épine de l'omoplate. Il propose d'appeler cela, le « *phénomène de l'épaule* », de même qu'il avait déjà appelé la trépidation du pied « *phénomène du pied.* » Disons en passant que M. Joffroy (*Gazette médicale* de Paris 1875), a provoqué cette trépidation dans les muscles de la hanche et qu'il propose de l'appeler, *phénomène de la hanche.*

Lorsque le malade descend du lit, au moment où la plante des pieds touche le sol, il se produit de vives contractions dans les muscles du mollet qui entraînent un tremblement spasmodique. et la nécessité pour le patient de se tenir sur la pointe des pieds.

Le tremblement cesse bientôt et les jambes se convertissent en barres rigides qu'il est impossible de fléchir. Les muscles sont durs et contracturés. Le malade se tient debout avec assez d'assurance.

Pour marcher il doit avoir des béquilles, et le mode de progression qu'il présente varie avec les sujets.

Voici le mode de progression que nous avons observé.

Le malade penche son corps en avant, s'appuyant sur des béquilles qui remontent jusque sous les aisselles. Les jambes sont roides, les muscles contracturés. Il est impossible au malade de fléchir les jambes, et les muscles propres aux membres inférieurs refusent absolument leur concours. Il est obligé de faire appel aux muscles du bassin pour faire progresser ses jambes qui étant droites et rigides, doivent, pour être portées en avant, être portées préalablement en dehors, en décrivant une courbe. En un mot le malade marche en fauchant.

Dans ces mouvements de progression en avant, on voit le bassin se renverser tantôt à droit tantôt à gauche.

Les pieds ne se détachent pas du sol dont la moindre aspérité se transforme en obstacle.

On a décrit d'autres modes de progression qui sont en rapport avec le degré d'exagération des reflexes.

Tel est celui tracé par Ollivier d'Angers, et que j'ai reproduit au chapitre *historique*.

Dans ce mode de progression il se produit à chaque instant dans les membres inférieurs des convulsions tétaniformes qui se propagent au reste du corps.

Dans d'autres cas, la contraction des muscles du mollet prédomine de beaucoup, ce qui oblige les malades à se tenir constamment sur la pointe des pieds et à porter leur corps en avant. Lorsqu'ils descendent un terrain incliné, il leur est difficile de s'empêcher de tomber, entraînés qu'ils sont par le poids de leur corps en avant. Ils ont l'air de courir, selon l'expression de M. Bétous, après leur centre de gravité.

A côté de ces troubles très prononcés dans la motilité des membres inférieurs, qui ne présentent cependant en rien les phénomènes de l'ataxie, la sensibilité générale, les organes des sens, l'intelligence, la parole, la déglutition, les fonctions génitales, la vessie, le rectum n'ont subi aucun dérangement.

Les membres supérieurs tout en étant généralement un peu affaiblis, ont leurs mouvements assurés et fermes, sans le moindre tremblement. Ainsi les malades peuvent très bien, sans faire écouler de liquide, porter un verre plein à la bouche.

La durée de cette période est variable, car la maladie peut rester longtemps stationnaire. Dans les observations que nous rapportons, trois malade seulement l'ont dépassée (obs. I, II, III) et cela après 9 ans, 14 ans, 18 ans.

Troisième période.

Dans cette période, le malade est condamné au repos absolu. Les membres inférieurs paralysés, rigides, sont dans l'extension et l'adduction forcées, par suite de la contracture violente des muscles, qui ne sont d'ailleurs aucunement atrophiés. Les pieds affectent la forme du varus équin et les genoux sont accolés l'un contre l'autre. Il est impossible au malade de les écarter. Cette position gêne extrêmement la fonction urinaire chez les femmes.

Les membres supérieurs peuvent aussi être atteints de contractures, dont la conséquence est la flexion forcée des doigts dans la paume de la main ; mais il est rare qu'ils le soient à un aussi haut degré que les membres inférieurs.

On observe comme dans les périodes précédentes, l'intelligence, la sensibilité, les organes des sens, les fonctions génitales, la vessie, le rectum, dans leur état normal.

Il n'y a pas de douleurs en ceinture.

Pas d'atrophie musculaire.

On ne peut pas assigner de limites à cette période, car on n'en a pas encore observé la fin.

Les malades peuvent vivre aussi fort longtemps en conservant une santé assez bonne.

Telle est la physionomie que présente le tabes dorsal spasmodique.

A côté de ces formes ordinaires, il peut s'en présenter d'anomales.

Ainsi l'affection peut se présenter chez les enfants en très bas âge (obs. XVIII, XIX, XX) ; et chez l'adulte elle peut revêtir la forme hémiplégique (obs. VI).

Mais comme ces cas sont encore isolés, il est difficile d'en donner une description.

Nous nous bornons à indiquer le numéro des observations où ces formes anomales se sont présentées.

CHAPITRE IV

DIAGNOSTIC

Le tabes dorsal spasmodique est facile à distinguer de l'ataxie locomotrice. Il ne présente pas en effet les symptômes caractéristiques qu'on observe dans cette dernière maladie, à savoir : douleurs fulgurantes, troubles de la sensibilité, des organes des sens, des fonctions génitales, incoordination motrice, augmentée dans l'obscurité, bien que la force musculaire soit conservée.

Il n'est pas plus difficile de le différencier de la sclérose latérale amyotrophique, qui commence habituellement par les membres supérieurs et dont l'atrophie musculaire est un symptôme précoce facile à apprécier.

Le diagnostic devient plus difficile, lorsqu'il s'agit des autres formes de myélite chronique, telles que myélite transverse, myélite par compression et la sclérose en plaques.

Nous allons les passer successivement en revue.

Une myélite transverse diffuse, agissant sur le segment inférieur de la moelle, et n'intéressant cet organe que dans une petite étendue en hauteur, amènerait une paralysie des membres inférieurs, sans atrophie musculaire notable, avec contractures et mouvements reflexes exagérés. Mais la lésion intéressant toutes les parties de la moelle, occasionnerait des troubles de la sensibilité, fourmillements, picotements, sensations de courant d'eau froide, d'eau chaude. Il y aurait aussi de la parésie vésicale avec des urines troubles et fétides, comme cela a lieu ordinairement dans cette maladie.

La myélite par compression pourrait-elle aussi causer de la paralysie avec contractures, sans atrophie musculaire.

Mais une tumeur en se développant en dehors de la moelle, aurait déterminé des douleurs prodromiques.

Les nerfs sensitifs qui émergent de la moelle auraient trahi la présence d'une tumeur ou d'un travail phlegmasique dans les méninges par des douleurs vives en ceinture et dans les membres, bien avant que la compression eût été assez violente pour amener une paralysie.

Une tumeur se développant au centre de la moelle commencerait par des troubles de sensibilité et de nutrition avant d'occasionner la paralysie.

Le diagnostic avec la sclérose en plaques, est plus difficile.

Le tabes dorsal spasmodique s'en sépare néanmoins par la monotonie des phénomènes morbides, qu'on peut résumer en deux mots : parésie, contractures.

La sclérose en plaques multiloculaires dans son complet développement, lorsqu'elle se présente, selon l'expression de M. Charcot, avec tout l'appareil si original des symptômes spinaux, bulbaires et cérébraux, est bien facile à reconnaître.

Il n'en est plus ainsi lorsqu'elle revêt la forme spinale. Une étude attentive montrera néanmoins dans les antécédents du malade ou dans son état actuel, des troubles céphaliques, tels que : nystagmus, diplopie, embarras de la parole, vertiges, etc., des troubles de sensibilité dans les membres, des douleurs, des fourmillements, des plaques d'anesthésie, d'hypéresthésie, du tremblement, etc.

C'est de cet examen minutieux que découlera le diagnostic.

Les contractures hystériques seront reconnues par la brusquerie avec laquelle elles se produisent, chez des personnes présentant d'ailleurs d'autres symptômes hystériques.

CHAPITRE V

PRONOSTIC

C'est une maladie qui évolue lentement, en passant par les trois périodes que nous avons indiquées dans la symptomatologie.

Le pronostic en est grave en ce sens qu'elle ne retrocède pas, et qu'au bout de dix, douze, quatorze ans..... les membres inférieurs contracturés sont condamnés au repos absolu ; mais la vie des malades ne paraît pas être en jeu, car ils conservent en général une santé satisfaisante.

La mort n'a pas été observée.

CHAPITRE VI

TRAITEMENT

Le traitement parait jusqu'ici avoir été inefficace.

Cette affection dont le pronostic est moins sévère que celui des autres maladies de la moelle, suit sa marche ordinaire, avec des périodes d'amélioration et d'exacerbation, sans se laisser beaucoup influencer par les méthodes employées à la combattre.

Les cautérisations le long de la colonne vertébrale ont été employées sans profit.

Le bromure de potassium à haute dose diminue les contractures et la trépidation, mais ses effets ne persistent pas.

La galvanisation de la colonne vertébrale et des membres inférieurs parait avoir donné à Erb quelques résultats encourageants.

CHAPITRE VII

OBSERVATIONS

OBSERVATION I

(Extraite de la thèse de M. Betous, Paris 1876).

D..., 37 ans, peintre en tableaux, dortoir Sainte-Claire, n° 2.

Antécédents. — Cette femme s'est bien portée pendant sa jeunesse. Réglée à 15 ans, la menstruation était régulière.

Pas d'antécédents de famille.

Par suite du maniement de blanc de céruse, auquel sa profession l'exposait, elle a été prise à trois reprises différentes de coliques de plomb. La dernière attaque survenue il y a neuf ans a été suivie de phénomènes nerveux fort remarquables.

La céphalée qui suivit d'abord la colique fut d'une violence extrême; de vives douleurs qui s'accompagnèrent bientôt de raideurs des deux membres inférieurs, éclatèrent dans les jambes. En même temps, douleurs lombaires.

La contraction gagna peu à peu le tronc, les membres supérieurs, le cou, à tel point qu'on devait employer le biberon pour faire boire la malade, car il lui était impossible de fléchir la tête pour boire dans un verre. Une amaurose double lui enleva la vue, et les accidents cérébraux s'aggravèrent tellement que la malade perdit les sens et que pendant neuf mois elle resta complètement étrangère à tout ce qui l'entourait. Au bout de ce temps les phénomènes généraux se calmèrent et la vue se rétablit. Il n'en fut pas ainsi de la contracture des membres.

Début de la maladie. Marche. — La malade n'assigne pas à

sa maladie d'autres origines que ces phénomènes survenus à la suite de sa colique de plomb. La contracture persiste dans les membres supérieurs et inférieurs ainsi que des douleurs vives dans les jambes. L'incontinence d'urine nécessita quelquefois l'usage de la sonde. Peu à peu les membres supérieurs reprirent leur liberté et en 1861, date de son entrée à la Salpêtrière, elle pouvait s'en servir pour porter ses aliments à la bouche.

État actuel (Examen au lit, membres inférieurs). — Les deux membres inférieurs sont contracturés, les jambes étendues sur la cuisse, le pied sur la jambe. La contracture est un peu plus marquée à gauche qu'à droite. Il lui est impossible d'élever ses jambes au-dessus du plan du lit. Elle peut cependant les écarter, quoique d'ordinaire elles soient rapprochées l'une de l'autre. On les soulève tout d'une pièce. Les divers mouvements qu'on leur imprime provoquent un tremblement assez prononcé. Le même effet se produit si on frappe sur le cou-de-pied ou sur le genou. Quelquefois la nuit ces mouvements ont lieu spontanément, mais la trépidation s'accentue quand on relève la pointe du pied, surtout à droite. La trépidation d'un membre amène souvent celle de l'autre.

La sensibilité est conservée, cependant sur certains points on rencontre des plaques d'hypéresthésie et d'autres où la piqûre ressemble au pincement. Le froid et le chaud sont bien perçus ; le chatouillement amène des reflexes accentués.

Pas d'atrophie musculaire.

Membres supérieurs. — Pas de contractures. La préhension est faible des deux côtés. Tous les mouvements des bras sont possibles, sensibilité normale.

Station et marche. — Si la malade veut marcher, elle doit se soutenir avec des béquilles ; elle traîne alors le pied gauche sur la face plantaire. Le pied droit exécute encore à peine quelques mouvements de progression en avant. La marche ne lui est possible que sur un parquet uni ; sur tout autre surface plus raboteuse, son pied ne peut glisser.

Rien à noter du côté de la vessie ou du rectum.

État général. — Elle maigrit depuis quelques jours, tousse, crache quelques filets de sang rouge.

L'examen de la poitrine montre des signes non équivoques de tuberculose au début, matité en arrière aux deux sommets jusqu'à la fosse sous-épineuse, craquements, expiration prolongée, retentissement de la voix, sueurs nocturnes, bruit de souffle anémique.

A des intervalles assez rapprochés, elle est prise de phénomènes bizarres. Elle ressent en un point du corps, tantôt aux jambes, tantôt sur le tronc une douleur vive, puis son ventre se gonfle, un œdème généralisé envahit tout le corps, la face est gonflée, les paupières tuméfiées ferment les yeux, la peau de la figure est rouge comme dans l'érysipèle, douloureuse au toucher.

Après trois ou quatre mois, tous ces accidents disparaissent et la malade rend alors une plus grande quantité d'urine que d'habitude.

Observation II (Betous, *op. cit.*).

Sav..., 49 ans, teinturière. Hospice de la Salpêtrière, salle Saint-Charles, dortoir n° 3.

Antécédents. — Cette femme a joui jusqu'à 35 ans, d'une santé excellente. Antécédents héréditaires nuls. Menstruation régulière.

Le début de la maladie a eu lieu il y a quatorze ans. A cette époque, elle avait 35 ans, elle ressentit le long du rachis, dans la région dorso lombaire quelques douleurs vagues auxquelles elle n'attacha pas grande importance. Bientôt après elle s'aperçut que sa jambe gauche s'affaiblissait, elle la traînait. Le pied de ce côté buttait souvent principalement quand elle se mettait en marche après la station assise. Si elle faisait quelques pas cette difficulté devenait moins accusée. De temps en temps elle ressentait quelques élancements dans le membre affecté.

Marche de la maladie. — La paralysie de la jambe gauche augmentant de plus en plus au point de rendre la marche impossible, la malade entra à l'hôpital Saint-Antoine où on lui administra des douches et des bains sulfureux.

Un mois de ce traitement n'amena aucune amélioration. La paralysie du membre malade ne fit que s'accroître. Jusque là la jambe droite et les bras étaient parfaitement sains, la sensibilité n'était nullement modifiée dans les membres malades. Après divers passages dans les hôpitaux, où elle fut uniquement traitée par l'hydrothérapie, la malade rentra chez elle et quatre ans après le début de la maladie, la jambe droite fut à son tour gagnée par la paralysie. Douleurs profondes le long du rachis avec alternatives de sédations et de recrudescences.

Elle éprouvait une faiblesse marquée dans l'articulation tibio-tarsienne et ne pouvait détacher son pied du sol qu'avec difficulté, sur une surface raboteuse elle trébuchait facilement.

Pendant la marche en effet la pointe du pied s'éloignait très peu de la surface du sol, la plante retombait brusquement à plat. Elle était obligée pour marcher de faire des mouvements de la hanche et du tronc et de progresser à l'aide des muscles du bassin plutôt qu'avec ceux de la cuisse ou de la jambe. Pour contrebalancer le poids de ce membre elle était forcée de redresser fortement le tronc et de porter la tête en arrière.

Malgré des applications successives de pointes de feu sur la colonne vertébrale, la contracture succéda graduellement à la paralysie.

Peu à peu les membres supérieurs furent aussi envahis ; les doigts de la main gauche commencèrent les premiers à se rétracter ; puis les muscles du bras droit. Enfin la malade ne put bientôt plus ni coudre, ni écrire, ni même porter ses mains à sa tête. La marche était encore possible mais à la condition de glisser sur le parquet poli à l'aide de la pointe des pieds. Petit à petit, ce semblant de progression vint à lui manquer.

État actuel — (Examen au lit).

Membres inférieurs. — Les cuisses, les jambes et les pieds sont dans un état de contracture des plus intenses. Les genoux sont si rapprochés par la contraction des adducteurs qu'il ne serait pas possible de faire passer entre eux deux une carte à jouer.

Les deux malléoles internes sont soudées l'une à l'autre au point qu'en tirant sur une jambe on entraîne les deux membres inférieurs comme s'ils ne faisaient qu'un. Si l'on soulève une jambe et qu'on laisse agir la contraction musculaire elle tend à se mettre en croix sur l'autre, malgré la volonté du malade. Si l'on écarte sur le plan du lit cette jambe de l'autre, on la voit se rapprocher par petites secousses involontaires. Le pied gauche est un peu valgus, le droit est dans l'extension forcée. La malade se plaint de quelques secousses involontaires pendant le repos. On peut facilement les provoquer surtout à gauche où la contracture est extrêmement forte. Si l'on vient à vaincre cette contracture en fléchissant la jambe sur la cuisse et le pied sur la jambe, on provoque facilement une trépidation à oscillations très amples.

La sensibilité n'est nullement modifiée dans les membres inférieurs ; il y aurait plutôt un peu d'hypéresthésie. Pas d'atrophie musculaire. La malade éprouve aux extrémités des pieds des sensations de froid assez gênantes.

Pas de douleurs.

Membres supérieurs. — La contracture des fléchisseurs des doigts est permanente ; les doigts sont fléchis dans la paume de la main, mais flasques et inertes.

Elle est incapable d'ouvrir la main ; la contraction musculaire des deux côtés est très faible ; cependant la malade peut porter la main droite à la bouche et même à la tête en fléchissant un peu le cou.

Intégrité complète de la sensibilité. Les bras, surtout le gauche, sont un peu amaigris. mais le manque d'exercice ne fait qu'en être la cause.

Marche et station. — Aujourd'hui la marche est complètement impossible, car tout mouvement volontaire des membres inférieurs est aboli. Elle se tient ordinairement assise dans un fauteuil et si elle veut se mettre debout, elle est obligée de prendre un point d'appui solide pour ses deux mains et de se lever d'un seul élan, sinon elle retombe sur son siège. Pour changer ses jambes de place elle est obligée de s'aider de ses deux mains ; sa volonté n'y peut rien.

Santé générale bonne, l'appétit est bien conservé et les fonctions digestives s'accomplissent normalement.

Rien du côté du rectum et de la vessie. Cependant le rapprochement si exagéré des cuisses gêne un peu la miction.

Observation III (Betous, *op. cit.*).

Oss, 55 ans, colporteuse, admise à la Salpêtrière, le 3 décembre 1874, dortoir Sainte-Agathe, deuxième division.

Renseignements et antécédents. — Réglée à 16 ans, menstruation bonne jusqu'à l'âge de la ménopause. Malgré quelques accidents scrofuleux, conjonctivite chronique et engorgements ganglionnaires, son état de santé a été satisfaisant pendant sa jeunesse et lui a permis de supporter facilement les fatigues nécessitées par sa profession de colporteuse. Elle allait de foire en foire, portant sur son dos un fardeau assez lourd, se livrant à des marches forcées, exposée à toutes les intempéries et couchant souvent à la belle étoile. Enceinte à l'âge de 18 ans, les suites de couches furent des plus heureuses.

A 27 ans elle devint sujette aux migraines ; souvent même elle était tourmentée par de violentes douleurs névralgiques siégeant dans la région cervicale et s'irradiant vers le dos. Cet état a persisté jusqu'à l'apparition de son affection spéciale actuelle. A 23 ans elle eut une pneumonie qui la retint six semaines au lit.

Début de la maladie. — Le début a été assez insidieux ; dix-huit mois après sa pneumonie la malade qui avait alors 35 ans s'aperçut que la marche lui devenait difficile, les pieds ne portaient plus d'aplomb sur le sol ; elle marchait sur la pointe des pieds ; ses jambes s'étaient graduellement raidies, les jambes étendues sur la cuisse, les pieds sur la jambe.

Si elle voulait descendre une rue en pente, elle était obligée de courir pour se maintenir en équilibre, entraînée qu'elle était en avant par le poids de son corps ; ceci la faisait trébucher et lui a occasionné des chutes nombreuses. Les deux jambes étaient également prises de contractions ; jamais elle n'y a ressenti de douleurs. La sensibilité n'y a jamais diminué.

Marche. — Un an environ après que ces symptômes furent devenus bien manifestes, la contraction des adducteurs de la cuisse fit des progrès, et bientôt les genoux se serrèrent tellement l'un contre l'autre qu'il fallait un grand effort pour les séparer.

L'état général était toujours excellent et toutes les fonctions de l'organisme s'accomplissaient parfaitement.

La maladie resta stationnaire pendant dix-huit ans.

A l'âge de 53 ans, c'est-à-dire il y a deux ans, Oss... éprouva dans la région postérieure du cou des douleurs vives qui durèrent six semaines.

La gorge lui faisait mal, la sécrétion de la salive avait beaucoup diminué et la déglutition était difficile. A cette époque, raconte-t-elle, elle souffrait assez vivement de ses jambes, surtout si elles étaient pendantes. En même temps survint de la paralysie des membres supérieurs à tel point qu'elle ne pouvait ni serrer ni soutenir un objet.

Cet état ne persista pas longtemps, deux ou trois mois ; mais comme elle était incapable de gagner sa vie, elle se fit admettre à la Salpêtrière.

Etat actuel (*15 décembre* 1875). — L'état général est bon ; la malade n'a pas cependant grand appétit et se plaint d'être constipée, ceci est d'ailleurs habituel chez elle.

Membres inférieurs (Examen au lit). Les genoux sont rapprochés, fortement serrés l'un contre l'autre, au point d'avoir déterminé sur la face interne correspondante des ecchymoses et même des érosions. Les pieds sont déjetés en dedans. Chose curiese sous l'influence de la moindre émotion morale, ils se croisent en x. Les deux jambes sont très contracturées ; il faut employer la force pour vaincre la contracture.

Les deux membres inférieurs sont agités souvent de mouvements convulsifs, sorte de tremblement à oscillations peu étendues. Ce tremblement survient souvent sous l'influence de la moindre cause physique ou morale. Cependant, il est rare de le provoquer par l'attouchement de la peau ou le chatouillement de la plante des pieds. La malade n'y ressent aucune douleur.

Si on fléchit le pied sur la jambe, que celle-ci soit soulevée ou qu'elle soit étendue sur le lit, on provoque immédiatement une trépidation intense à oscillations étendues. Ces secousses cloniques sont également marquées des deux côtés. On provoque une trépidation aussi intense en frappant le tendon rotulien ou sur le creux poplité ; l'adduction forcée du pied produit le même effet.

Les mouvements réflexes sont normaux. La sensibilité est conservée dans tous ses modes. Il n'y a pas d'atrophie musculaire.

Membres supérieurs. — La force y a diminué un peu, mais on n'y remarque ni tremblements, ni contractures, ni atrophie musculaire, ni troubles de sensibilité. Tout en se servant de ses mains, la malade ne peut serrer les objets qu'assez faiblement.

Rien à noter du côté de la face et du tronc.

Station et marche. — Si la malade est assise dans un fauteuil, les pieds ne touchent pas le sol, les cuisses soutiennent les jambes en l'air. Elle est incapable de les fixer sur le parquet. Cette femme, surtout si elle n'a pas de souliers à talons aux pieds, marche en soulevant alternativement les jambes avec le bassin. La démarche est lente et pénible. La pointe du pied porte seule à terre, les talons étant fortement relevés par la contracture des muscles du mollet.

Le corps, penché en avant, est animé d'un mouvement saltatoire assez prononcé qu'exagère l'émotion. Si la malade s'appuie sur ses béquilles, la marche devient relativement rapide. Elle traîne alors la pointe du pied. Ses souliers sont usés à la pointe en dedans.

Quand la malade marche sans béquilles, les pieds sont fortement dejetés en dedans par la contracture exagérée des muscles jambiers antérieurs. Cette contracture suffit pour amener quelquefois un accès de trépidation qui persiste longtemps et que la malade provoque à volonté.

Elle le fait cesser en pressant le pied à plat sur le parquet. La contracture des adducteurs des cuisses fait que les pieds pendant la marche se placent l'un en avant de l'autre sur la même ligne droite.

6 *mars* 1876. — État des membres inférieurs est le même ; force revenue aux membres supérieurs. État général toujours excellent ; appétit modéré, constipation habituelle.

Observation IV

(Extraite de la monographie de Erb. *De la paralysie spinale spastique* (*Archives de Virchow*, 1877, t. LXX, p. 241).

Henri S..., 44 ans, journalier à Rhodt (Bavière-Rhénane), observé le 10 novembre 1875.

Avait joui jusqu'à l'année dernière d'une bonne santé. A cette époque il sentit des fatigues inaccoutumées dans les jambes. Il n'avait aucune douleur ni aucun trouble de sensibilité, mais de temps à temps, ses muscles du mollet et des cuisses étaient pris d'une rigidité spasmodique. Cette rigidité gênait la marche et amenait l'usure de la semelle des souliers à la pointe.

Depuis quatre semaines environ, on note une grande rigidité dans les régions rachidienne et lombaire et des secousses convulsives dans les jambes.

Rien à noter du côté de la tête et des membres supérieurs. Santé générale bonne. Excrétion de l'urine normale. Les fonctions génitales sont émoussées mais pas éteintes. Cause de la maladie inconnue.

État actuel. — Taille moyenne. Apparence de santé. Nutrition générale bonne.

Démarche incertaine. Il marche sur la pointe des pieds. Cependant il arrive qu'il pose d'abord le talon, mais il s'en suit un recul convulsif résultant de la contraction des muscles du mollet. Alors la pointe des pieds paraît se fixer au sol et toute la jambe devient raide. Les genoux sont penchés en avant et toute la partie supérieure du corps a une tendance à s'incliner en avant. Cette manière de marcher diffère essentiellement de la démarche de l'ataxie.

Il se tient assez bien sur la pointe des pieds. La démarche n'est pas troublée par l'occlusion des yeux.

Couché, les mouvements se font avec assurance et force sans aucune trace d'ataxie. Il y a néanmoins des raideurs dans les articulations.

Les muscles ne sont pas atrophiés, sauf les adducteurs du côté droit, ils ne sont pas contracturés. Lorsqu'on veut imprimer des mouvements, on sent une grande tension dans les muscles de la cuisse.

Les réflexes des tendons rotulien et d'Achille, sont très prononcés. La flexion brusque du pied sur la jambe développe une trépidation très vive.

Réflexes des tendons des adducteurs et biceps fémoraux.

La sensibilité des membres inférieurs est normale sous tous les rapports.

La sensibilité et la motilité des membres supérieurs sont normales. On provoque néanmoins de vifs réflexes au tendon du triceps brachial.

Nerfs crâniens sains.

Fonctions cérébrales normales.

Santé générale bonne. Rien à noter du côté de la vessie. Aucun trouble trophique dans la peau.

Point de changement notable dans l'excitabilité faradique.

Traitement. — Électrisation de la colonne vertébrale. Aprés quatorze séances, il y eut une amélioration réelle. La démarche était plus aisée et plus prompte, la pointe du pied ne frottait plus contre le sol en marchant.

Du 15 *au* 18 *décembre.* — Il dut garder le lit par suite d'une maladie fébrile. Après sa guérison il retourna dans son pays dans un état de santé peu amélioré. Dans le courant de l'été 1876, j'ai eu l'occasion de le revoir occupé aux travaux des champs, son état était toujours le même.

Observation V (Erb, *op. cit.*).

Jean-Philippe B..., 51 ans, paysan de la Bavière Rhénane, observé le 13 février 1871. Sa maladie date de quatre ans. Avant il était en bonne santé.

Il commença par ressentir des douleurs dans les hanches, puis il éprouva des fatigues inaccoutumées dans la jambe droite. Un an après la faiblesse se fit sentir aussi dans la jambe gauche.

Les deux jambes prirent un état de maigreur, et il s'y manifestait de la douleur. Depuis neuf mois il n'y a aucun trouble de sensibilité, ni douleur, ni paresthésie dans les jambes.

Il n'y a pas de douleur en ceinture, ni aucun trouble du côté de la miction.

Il remarque également depuis un an de la faiblesse dans les bras qui sont aussi le siège d'un peu de douleur et de quelques accès convulsifs.

Aucun symptôme céphalique. Santé générale bonne.

État actuel. — Cet homme d'une forte constitution a bonne mine, mais est absolument condamné à l'inaction.

Pour se lever de sa chaise il faut qu'il ait recours à ses bras. La démarche n'est possible qu'à l'aide de deux cannes.

Il marche sur la pointe des pieds à cause probablement de la contraction des muscles du mollet. Les jambes sont raides en marchant. Il peut se tenir debout sans soutien. L'occlusion des yeux ne lui enlève pas de solidité.

Les mouvements dans l'articulation tibio-tarsienne sont assez aisés malgré une forte contraction des muscles du mollet.

Les mouvements du genou sont possibles à droite, mais à gauche ils sont rendus très difficiles à cause de la raideur. Cette raideur se manifeste encore plus dans la hanche, surtout du côté gauche. Cette difficulté dans les mouvements est le résultat de contractions musculaires qui sont bien évidentes dans les mouvements qu'on veut imprimer à l'articulation, surtout du côté gauche. Dans le repos les muscles des jambes paraissent raides et durs. La peau est livide.

La sensibilité des membres inférieurs est parfaitement normale. Réflexes de la peau augmentés (on n'examinait pas encore à cette époque les réflexes des tendons). Irritabilité électrique normale. Fonctions urinaires normales.

Faiblesse modérée dans les bras surtout dans les mouvements de flexion. Sensibilité normale.

Traitement galvanique.

Après un traitement de cinq semaines qui dès le commencement avait été favorable, le malade retourna chez lui, mais revint le 19 avril 1871.

Une amélioration réelle est survenue. Le malade marche seul avec l'aide d'un bâton. Il ne marche plus sur la pointe des pieds, les muscles du mollet ne sont plus dans l'état de tension permanente.

Dans les bras, l'état s'est également amélioré. Les jambes ne sont plus aussi froides, aussi lourdes que par le passé. Les mouvements provoqués ne produisent plus aux hanches de contractions musculaires.

L'état s'améliore de plus en plus. Sort de l'hôpital le 4 juin 1871.

Revint le 27 novembre presque guéri, marche depuis six semaines sans canne. La marche n'est en aucune façon gênée, ne marche plus sur la pointe des pieds. Il n'y a plus de contracture musculaire, aussi reconnaît-on qu'il existe dans les deux hanches un faible degré d'ankylose provenant probablement d'une arthrite guérie.

Sensibilité des jambes normale, plus d'augmentation de réflexes.

Le malade est de nouveau galvanisé pendant quatre semaines.

Il retourne chez lui avec ses hanches dans un meilleur état.

Dans l'année 1876, j'appris par hasard que cet homme est resté en parfaite santé et qu'il travaille aux champs comme par le passé.

Conclusion. — L'examen fait à une époque déjà ancienne n'est pas complet à l'égard des réflexes tendineux. Mais l'ensemble des autres symptômes est si caractéristique que je crois pouvoir compter ce cas comme appartenant à la maladie en question.

Les complications d'arthrite rendent le diagnostic difficile, mais les symptômes observés et la marche de la maladie ne laissent aucun doute sur sa nature spinale. Je comprends néanmoins que la coïncidence avec l'affection articulaire soulève des objections.

Observation VI (Erb *op. cit.*).

Conrad, Siégler, 35 ans, barbier (Bavière Rhénane). Entre le 14 février 1876.

Autrefois bonne santé.

Ressent depuis août 1875 faiblesse toujours croissante dans la jambe droite.

Pas de douleurs, pas de diminution de la sensibilité.

De temps en temps il ressent des secousses convulsives dans la jambe droite. Fonctions cérébrales normales.

Miction normale. Pas de douleurs dans la région lombaire.

Depuis quatre semaines, il remarque de l'affaiblissement dans le bras droit.

La cause de la maladie est inconnue.

Pas de syphilis, pas d'excès vénériens, peut-être trop de fatigues corporelles.

État actuel. — Constitution et taille moyennes. Mine fatiguée. Parésie très prononcée dans la jambe droite. Mouvements du pied et des orteils ont complètement cessé. Les mouvements du genou sont limités, raides, mais néanmoins d'une grande force. Mouvements de la hanche, lents, raides. La démarche est traînante. La pointe du pied droit ne quitte pas le sol. Il se tient debout avec solidité, même en ayant les yeux fermés. Contractures dans les muscles du membre inférieur droit ; au mollet néanmoins la contracture est assez peu prononcée.

La motilité de la jambe gauche est normale.

Sensibilité des membres inférieurs est intacte sous tous les rapports.

Les réflexes cutanés ne sont pas exagérés ; ils ne se produisent pas lorsqu'on chatouille la plante des pieds.

A droite, les réflexes tendineux sont considérablement augmentés (tendon rotulien, trépidation dorsale du pied).

Sensibilité des membres supérieurs normale. Motilité du bras droit un peu affaiblie. Réflexes tendineux sont très prononcés. surtout à droite.

Pas de troubles dans la miction. Fonctions génitales conservées ; le désir sexuel est néanmoins émoussé.

Symptômes céphaliques normaux. Colonne vertébrale droite, se mouvant facilement, sans points douloureux.

Urine normale, sans albumine ni sucre.

Dans les muscles de la jambe droite, on note des contractions spontanées.

On note de l'amaigrissement à la cuisse droite et à la partie supérieure du bras droit. Différence avec le côté gauche, 2 à 3 centimètres.

L'irritabilité galvanique et l'irritabilité faradique ne donnent pas de changements notables.

Après un traitement galvanique, seize fois répété, le patient retourne chez lui. Il est survenu une légère amélioration dans le bras, mais pas dans la jambe.

Rentre de nouveau le 4 mars.

Il a parfois de l'insensibilité dans le 4e et le 5e doigt de la main gauche. Le bras gauche a une mobilité normale. Jambe gauche normale. Dans le membre inférieur droit, pas d'autres changements.

25 *mai* 1876. — Mêmes symptômes pour jambe droite. Faible parésie dans le bras droit. Sensibilité normale. Reflexes tendineux à droite considérablement augmentés. En frappant sur l'épine et le bord spinal de l'omoplate on provoque des reflexes vifs dans les deltoïdiens.

Dans les membres gauches on ne remarque pas de changements, sauf un léger tremblement dans la jambe lorsqu'il fait des efforts. Les reflexes tendineux paraissent aussi augmentés au côté gauche.

Le 13 *juin*. — Le malade sort non amélioré.

Conclusions. — Dans le cas présent, nous remarquons la forme hémiplégique.

Il n'y a pas à penser à une origine cérébrale de l'affection.

Observation VII (Erb, *op. cit.*).

Adam Emmert, 49 ans, journalier ; entré le 23 juillet 1875.

Il s'est toujours habituellement bien porté. La maladie a commencé il y a quinze mois par des douleurs dans les reins et les jambes. Il y a un an la faiblesse dans la jambe gauche et le bras gauche apparut. En marchant et en travaillant il se fatiguait plus vite que d'habitude. Il y avait un peu de raideur dans ces membres ainsi qu'une sensation de piqûre.

Depuis six mois, de temps en temps il y éprouve de courtes contractions musculaires qui se font également sentir du côté droit.

Un peu de douleur dans la hanche droite.

Quelques vertiges passagers.

Depuis quatre mois la démarche est beaucoup plus pénible, raide ; il se fatigue très vite.

Rien du côté de la vessie et du rectum. Pas d'atrophie.

Tête libre. Santé générale bonne.

État actuel. — A bonne mine. La démarche présente les caractères spasmodiques. Les jambes sont raides, tournées en dedans. La pointe du pied est traînée sur le sol.

Pas d'ataxie.

Debout il se tient avec assurance.

Il se tient mieux sur le pied droit que sur le pied gauche. Couché tous ses mouvements sont assurés sans ataxie.

La force du côté gauche est sensiblement diminuée. La motilité dans les deux bras est bonne mais cependant un peu plus faible à gauche qu'à droite.

Sensibilité cutanée et musculaire normale.

Reflexes cutanés conservés peut-être un peu augmentés.

Reflexes tendineux considérablement augmentés surtout à gauche. La trépidation du pied est manifeste des deux côtés.

Les reflexes tendineux sont également augmentés aux membres supérieurs surtout à gauche.

Dans les cuisses, surtout à gauche, on note de la contracture musculaire.

Fonctions de la vessie et du rectum normales.

Tête libre.

L'irritabilité faradique et galvanique donne peu de changements.

Traitement galvanique sur colonne vertébrale et nerfs des jambes.

Le malade quitte l'hôpital le 11 août. Selon lui il va beaucoup mieux. Les jambes sont dans un meilleur état. Il ne se plaint plus que de tiraillements et raideurs dans les reins.

C'est un cas à ranger dans la forme hémiplégique. Il n'y a pas à penser à une origine cérébrale.

Observation VIII (Erb *op. cit.*).

Mme Hummel, 30 ans, d'Estal (Bavière Rhénane), entre à l'hôpital le 27 avril 1869.

Fut autrefois en parfaite santé et régulièrement réglée, a eu quatre enfants, le dernier il y a deux ans.

La maladie se déclara il y a cinq ans ; elle commença par de la faiblesse dans les jambes qui étaient souvent froides. Elle n'y éprouvait jamais de douleurs. Cette faiblesse alla toujours en augmentant, mais il n'y que peu de temps qu'elle ressentit aussi de la faiblesse dans les bras.

Elle n'a jamais eu de troubles du côté de la vessie ou du rectum.

Depuis six mois, la patiente ne peut plus ni marcher ni se tenir debout.

Cause de la maladie inconnue.

État actuel. — Taille moyenne, constitution faible.

Les membres inférieurs sont le siège d'une parésie très prononcée. Les mouvements y sont lents et incertains. Les jambes sont raides. Les mouvements qu'on veut y déterminer provoquent de violentes contractions musculaires qui sont difficiles à vaincre.

La flexion brusque du pied produit une vive trépidation.

Elle ne se soulève que très difficilement dans son lit.

La motilité des bras est normale, néanmoins la malade déclare qu'elle se fatigue plus facilement qu'auparavant.

La sensibilité de la peau ne montre que des changements peu importants. Elle a des sensations de fourmillements dans les cuisses et les pieds, et d'une façon légère dans les doigts.

A certains endroits de la cuisse et de la face dorsale du pied la sensation de la température est amoindrie, tandis que la sensibilité à la douleur et au toucher est normale.

Pas de douleurs en ceinture.

Les reflexes cutanés aux jambes sont un peu augmentés.

Colonne vertébrale normale.

Lorsqu'elle est assise il y a une grande raideur dans le dos.

Rien du côté de la vessie.

Un peu de constipation.

Santé générale bonne.

L'examen électrique qui n'était pas perfectionné à cette époque produit une légère diminution de l'irritabilité galvanique et faradique.

Tête libre.

Traitement galvanique.

Le résultat fut surprenant.

Il y eut un mieux général. Les jambes devinrent souples. Mouvements dans le lit plus faciles qu'autrefois. Mouvements des orteils seuls un peu difficiles.

Dans les mouvements provoqués on note quelques contractures de peu d'importance.

La station debout est ferme et assurée. Les yeux fermés elle perd un peu de solidité.

La démarche est encore embarrassée et raide.

Les sensations de fourmillements ont disparu depuis quelques jours.

La sensibilité à la température est normale.

Les reflexes cutanés ne sont plus exagérés.

La trépidation dorsale du pied peut encore être obtenue.

30 *juillet* 1869. — L'amélioration a fait des progrès.

Sensibilité normale. Plus de fourmillements. Plus d'augmentations des reflexes.

La mobilité est meilleure sans être tout à fait bonne.

La malade éprouve encore de la faiblesse dans les jambes, mais peut marcher seule dans sa chambre et monter des escaliers.

Il y a encore un peu de contracture.

La trépidation dorsale du pied persiste.

Elle sort de l'hôpital.

Observation IX (Erb *op. cit.*)

M. A..., 43 ans, professeur, examiné le 3 juin 1876.

Enfant et adolescent a été en assez bonne santé, tout en étant pâle et délicat.

A partir de 24 ans, maux de tête et hémorrhoïdes. Il travaillait beaucoup.

Depuis six ans, céphalalgie violente, chute de cheveux, faiblesse de la vue du côté droit qui devint normale après quelques applications de ventouses.

Depuis cinq ans faiblesse dans la jambe gauche; la pointe du pied traîne en râclant le sol. Intercurremment il eut une arthrite traumatique du genou Cure à Wilbad sans amélioration.

Depuis trois ans légère faiblesse dans le bras gauche.

Nouvelle cure à Wilbad sans amélioration.

Depuis deux ans faiblesse croissante dans la jambe gauche et les reins.

Cure à Rehme et galvanisation : amélioration manifeste.

Cure d'automne à Rehme. L'état s'aggrava après cette cure.

1875. — Cure d'eau froide, point d'amélioration, mais depuis sensations de froid au pied droit, diminution des forces dans la jambe droite.

Bras droit normal.

Jamais de sensations anormales, pas plus que de diminution de la sensibilité. Souvent dans les derniers temps quelques crampes dans les jambes.

Rien du côté de la vessie ni des fonctions génitales.

Pas de douleurs en ceinture; mémoire, intelligence, organes des sens normaux.

Moral quelque peu déprécié.

Etat actuel. — Parésie des deux jambes, plus développée au côté gauche qu'au côté droit.

Démarche traînante, spasmodique; la pointe du pied est traînée sur le sol; la marche n'est point gênée par l'occlusion des yeux, il se tient mal équilibré sur un seul pied.

Aucune trace d'ataxie.

Sensibilité de la peau normale, reflexes cutanés normaux, sensibilité musculaire normale.

Reflexes tendineux considérablement augmentés (tendon rotulien, trépidation du pied).

Bras droit normal, très vigoureux avec musculature parfaite, pas de reflexes tendineux exagérés ni trace d'ataxie. Le bras gauche est au contraire plus faible, plus maigre, reflexes tendineux exagérés ainsi que dans les muscles qui entourent l'omoplate; sensibilité aux deux bras normale.

Colonne vertébrale normale, un peu de faiblesse dans le dos, mouvement pour s'asseoir difficile, symptômes cérébraux normaux, pupille normale, pas de faiblesse dans la vessie ni dans les organes génitaux, nutrition bonne.

Irritabilité galvanique normale.

Légère différence dans la grosseur des cuisses 1/2 à 2 centimètres.

Traitement. — Galvanisation, cure à l'eau froide, nitrate d'argent.

Après quelques mois de ce régime aucune amélioration digne d'être mentionnée ne s'en est suivie.

Ce cas est remarquable par une tendance à la localisation d'un côté ; il nous donne un tableau typique des symptômes complexes dont nous nous occupons ici.

OBSERVATION X (Erb. *op. cit.*).

Philippe Childkneckt, 46 ans (Bavière Rhénane), entre à l'hôpital le 20 octobre 1875.

Tomba malade dans l'année 1860. Il ressentit des douleurs rhumatismales dans les reins et les jambes, douleurs qui après avoir persisté quatre semaines disparurent.

Cette affection se renouvela souvent jusqu'à l'année 1864, mais plus après cette date.

En revanche des douleurs déchirantes et lancinantes se faisaient sentir dans les jambes aux changements de temps. Ces douleurs duraient un ou deux jours.

En dehors de cela la santé du malade fut bonne jusqu'en 1870.

A partir de 1870, il remarqua dans la main gauche une légère faiblesse sans douleurs ; les bouts des doigts se recouvraient d'une petite peau.

La faiblesse alla toujours en augmentant. Puis des contractions spasmodiques dans les doigts, la main, plus rarement au bras.

Dans l'année 1874, le malade remarque dans la jambe gauche une faiblesse peu à peu croissante, également sans douleur et sans diminution de la sensibilité.

La pointe du pied touchait le sol, s'accrochant à chaque inégalité du terrain. Il avait des crampes au mollet et dans le reste de la jambe ; en posant les orteils à terre il remarquait des convulsions. Avec cela, dans la jambe gauche, il avait une sensation de froid qui remontait jusqu'au genou.

Le 30 *mars* 1875. — Je le vis pour la première fois et je constatai l'état suivant:

Grande faiblesse dans le bras gauche sans contracture. Le bras droit est également plus faible qu'à l'état normal.

Parésie très marquée dans la jambe gauche surtout dans la région des péroniers.

Démarche traînante, spasmodique. Un peu de contractures dans le mollet.

Reflexes considérablement augmentés à gauche, beaucoup plus qu'à droite.

Dans les extrémités supérieures, il existe également des reflexes tendineux.

Le patient déclare que la jambe droite est dans son état normal.

Aucun trouble de sensibilité, point de faiblesse dans la vessie.

Colonne vertébrale normale. Santé générale bonne. Muscles très développés.

Au courant de 1875, la main droite devint aussi peu à peu plus faible, et depuis quelques mois, la jambe droite a été également atteinte d'une faiblesse qui augmenta rapidement. Les contractures et les crampes existeraient aussi plus souvent dans le côté droit.

Depuis août 1875, il est survenu une difficulté dans la parole; la langue et les lèvres paraissent raides et embarrassées. Il siffle et avale plus difficilement; la voix serait devenue plus faible et rude.

Il n'a eu ni maux de tête, ni vertiges. Organes des sens tout à fait normaux.

Vessie et organes génitaux normaux. Digestion bonne; va bien à la selle.

Cause de la maladie inconnue. Il accuse des refroidissements renouvelés.

La mère et la sœur du malade auraient eu une maladie mentale passagère.

État actuel. — Taille élevée, forte constitution.

La motilité est tout à fait troublée. Les mouvements sont faibles eu égard à la raideur des membres.

Démarche traînante, lente ; les jambes sont raides et tremblent un peu. La jambe gauche est plus faible que la droite. Le malade marche sur la pointe des pieds.

Il a l'air de tomber en avant. Pas d'ataxie.

Se tient bien debout sur la jambe droite, mais pas sur la gauche.

Il ne lui est possible de se tenir sur la pointe des pieds que pendant un instant. Pas de chancellement en fermant les yeux.

Couché, tous les mouvements des jambes sont lents et pénibles ; ils sont plus forts à droite qu'à gauche. La parésie est plus prononcée à gauche qu'à droite.

Dans les mouvements provoqués, on note une grande contracture des muscles. Pas d'ataxie.

Les membres inférieurs ont une sensibilité sous tous les rapports normale. Les reflexes cutanés ne sont pas augmentés. Les reflexes tendineux sont au contraire exagérés et plus forts à gauche qu'à droite (tendon rotulien, trépidation des pieds). On note aussi des reflexes tendineux dans les adducteurs, biceps fémoraux, demi-tendineux, demi-membraneux.

Dans les bras, surtout à gauche, on note de la faiblesse, de la raideur. La main gauche ne peut lui rendre aucun service.

Dans les mouvements provoqués, on remarque une tension musculaire grande à gauche, médiocre à droite.

Sensibilité musculaire et cutanée normales. Les reflexes cutanés ne sont pas augmentés ; au contraire les reflexes tendineux sont d'une violence surprenante ; ils existent dans tous les muscles. fléchisseurs, extenseurs, supinateurs, pronateurs.

Ces reflexes existent dans les deux bras, à gauche un peu moins intenses qu'à droite.

Les reflexes obtenus par la percussion directe du muscle, sont moins intenses que ceux qui sont obtenus par la percussion du tendon.

Les mouvements du cou, tête, colonne vertébrale se font bien, mais un peu lentement.

La langue est droite et se meut bien dans la bouche. Les mouvements des lèvres sont un peu embarrassés; le sifflement est plus difficile qu'autrefois.

La parole est aussi plus difficile et ralentie, ce qui fait penser à la première période de la paralysie bulbaire. Mastication bonne, la déglutition est un peu difficile pour les corps durs et secs, mais se fait bien pour les liquides. Le voile du palais normal se meut bien.

La sensibilité du visage et les organes des sens sont normaux.

Fonctions génitales normales.

Cœur et poumons sains.

Nutrition générale bonne.

Muscles très développés, pannicule graisseux normal.

Jusqu'au 26 novembre 1875 on a fait suivre un traitement galvanique au patient : mais la maladie s'est aggravée. Les jambes, surtout la droite sont affaiblies et traînent davantage. La démarche est plus difficile et caractéristique, le corps est penché en avant. Le bras droit est aussi affaibli. La parole et la déglutition sont améliorées. La sensibilité et les réflexes tendineux sont comme autrefois.

Il ressentirait quelquefois des douleurs dans le dos.

Ce malade présente beaucoup de particularités.

Le commencement par les extrémités supérieures, la longue durée de la faiblesse limitée dans une même partie du corps et l'intercurrence de symptômes bulbariens. Tout cela s'approche plutôt des cas de sclérose latérale amyotrophique de Charcot. Mais ce qui décide de ce cas, c'est le manque absolu d'atrophie dans les membres supérieurs, chose importante, vu la lenteur de la maladie.

Observation XI (Erb *op. cit.*).

Christian W... 25 ans; entré à l'hôpital le 10 octobre 1875. Se portait très bien autrefois. La maladie a commencé il y a trois ans et demie par une sensation de faiblesse et de fatigue dans les bras et jambes, accompagnée de maux de tète et de symptômes dyspeptiques. Plus tard il eut des vertiges.

Accroissement de la faiblesse dans les jambes, de telle manière qu'il lui était impossible de marcher un peu quelque temps sans béquilles. De temps en temps douleurs aux omoplates, fourmillements dans les jambes. Rien du côté des organes génito-urinaires. Parfois douleur à l'occiput, chaleur et rougeur de la face.

Cause de la maladie inconnue.

Pas d'antécédents héréditaires : pas de syphilis, pas d'excès vénériens.

Le Dr Scholtze examina ce malade le 1er octobre 1875.

Il constata ce qui suit :

Homme d'une forte constitution. Bonne mine. Se tient bien debout, même les yeux fermés. Ne peut se tenir sur une jambe que pendant un court espace de temps. Démarche traînante, les genoux un peu raides.

Pas d'ataxie. Sensibilité des muscles et de la peau normale. Reflexes cutanés normaux. Reflexes tendineux rotuliens exagérés des deux côtés. Il ne note pas la trépidation dorsale des pieds.

Pas d'atrophie. Colonne vertébrale normale ; il en est de même des nerfs de la tête.

L'examen fait par moi le 28 octobre 1875 donna (le malade dit qu'il se sent mieux) :

Démarche lente avec deux béquilles ; se plaint surtout d'être vite fatigué ; se tient bien debout, même les yeux fermés ; peut se tenir sur la pointe des pieds et même assez bien sur un seul pied ; couché, tous les mouvements sont réguliers, assez forts ; sensibilité de la peau et des muscles parfaitement normale ; les reflexes de la peau ne sont pas beaucoup augmentés, cependant le chatouillement de la plante du pied produit des reflexes.

Les reflexes des tendons sont considérablement augmentés. Reflexe du tendon rotulien exagéré, même à la plus faible percussion. Reflexe du tendon d'Achille très manifeste, bien qu'il n'y ait pas encore de trépidation du pied.

Dans les mouvements provoqués de la jambe, on note de la contracture dans les muscles. Les jambes sont quelquefois prises spontanément de tremblements et de contractures.

Membres supérieurs normaux, se fatiguent également facilement. La sensibilité est normale, les reflexes tendineux manquent.

Miction et défécation normales.

Organes génitaux sains. Rien du côté de la colonne vertébrale. Pas d'atrophie musculaire.

L'examen électrique ne donne rien à signaler.

Traitement galvanique jusqu'au 27 novembre 1875. Bien que le malade puisse un peu mieux marcher qu'autrefois, il n'y a pas d'amélioration réelle.

Les symptômes objectifs n'ont pas changé.

Observation XII (Erb *op. cit.*).

Henri Muller, menuisier, 35 ans, de Heidelberg. Entré le 2 mai 1876, se plaint depuis deux ans environ de douleur et de faiblesse dans la jambe gauche. Cette douleur et cette faiblesse se propagèrent bientot après à la jambe droite. La marche et la station debout devinrent de plus en plus difficiles.

Les jambes étaient raides.

Le malade dit que pendant plusieurs années il avait travaillé dans un local froid où il y avait des courants d'air, il n'y avait cependant pas d'humidité.

État actuel. — Le patient est pâle mais a une forte constitution. Il se plaint de douleurs dans les mollets. Il a des fourmillements à la plante des pieds. Il est très fatigué après avoir marché ou resté debout pendant une demi-heure.

Les pieds sont toujours froids. Légère rigidité dans les jambes. Il n'y a ni contracture ni tremblement.

Pas de douleurs en ceinture.

L'hiver dernier, il a eu un peu de faiblesse vésicale qui n'existe plus aujourd'hui. Les fonctions génératrices affaiblies autrefois sont redevenues normales.

Un peu de constipation.

Les membres supérieurs sont normaux.

Cerveau et organes des sens normaux.

Quelques vertiges de temps en temps. La démarche est un peu raide et mal équilibée. Lorsqu'il ferme les yeux le manque d'équilibre est encore plus évident. Se fatigue beaucoup en montant des escaliers.

Couché, les mouvements se font avec force et assurance, sans la moindre trace d'ataxie. Les mouvements sont lents et raides. Sensibilité des muscles et de la peau sous tous les rapports normale. Reflexes cutanés minimes. Reflexes des tendons rotulien et d'Achille augmentés. Il en est de même de la trépidation dorsale du pied.

Dans les mouvements provoqués on note une tension dans les muscles.

Membres supérieurs normaux. Les reflexes tendineux y sont un peu exagérés. Santé générale bonne. Tète libre.

19 *août* 1876. — L'état général s'est amélioré. Le patient peut marcher et se tenir debout plus longtemps qu'auparavant. Il se sent plus solide sur ses deux jambes.

Il n'a plus de douleurs.

Les symptômes qu'on faisait naître autrefois existent encore aujourd'hui.

2 *février* 1877. — Il suit le traitement galvanique, trois séances par semaine. Se trouve mieux, bien qu'il existe encore quelque raideur dans les jambes.

Plus de douleurs d'aucune sorte.

Les reflexes tendineux sont encore exagérés.

Pas de contractures dans les muscles.

Vessie et rectum fonctionnent bien.

Santé générale bonne.

Observation XIII (Erb *op. cit.*).

Mlle H..., 50 ans, de Hanovre. Examinée le 5 août 1876.

Avait toujours été un peu nerveuse, mais sa santé générale avait été bonne.

Commencement de la maladie à la fin de l'automne par de la faiblesse dans les hanches et la jambe droite. Cette faiblesse augmenta graduellement, jambe traînante et rigide. Pas de douleur, pas de paresthésie.

Ce n'est qu'au commencement de cette année que la jambe gauche a été également atteinte. Le mal de cette dernière a empiré dans un court espace de temps.

Cause de la maladie inconnue.

La menstruation a cessé depuis quelques années. Faible antéflexion utérine.

État actuel. — Parésie dans les deux jambes surtout à droite. Démarche difficile et rigide. La pointe du pied traîne sur le sol. Grande raideur des jambes, contracture musculaire prononcée. Pas d'ataxie.

Pas de chancellement, les yeux étant fermés.

Sensibilité des jambes intacte. Le chatouillement de la plante des pieds produit de violents reflexes.

Pas de douleurs en ceinture.

Reflexes tendineux exagérés. Tendon rotulien. Trépidation du pied.

Pas d'atrophie.

Pas de troubles du côté du rectum.

Membres supérieurs normaux.

Tête libre.

Colonne vertébrale droite, flexible sans points douloureux.

Tous les moyens curatifs jusque-là employés à l'exception de la galvanisation, n'ont donné aucun résultat.

Observation XIV (Erb *op. cit.*).

M. K..., 43 ans, négociant de Bavière Rhénale. Observé le 12 août 1875.

Malade depuis quelques mois.

Cause inconnue.

État présent. — Faiblesse dans les jambes.

Démarche trainante, spasmodique.

Pas de chancellement les yeux fermés.

Point de troubles de sensibilité.

Reflexes tendineux augmentés. Trépidation du pied.

Légère faiblesse dans la vessie.

Un peu de faiblesse dans les bras.

Pas de symptomes encéphaliques.

Traitement : Galvanisation. Nitrate d'argent et lavages froids.

15 *mai* 1876. — Amélioration. Marche plus facile, moins fatiguante.

Il y a du mieux du côté de la vessie.

Reflexes tendineux, mais moins exagérés qu'autrefois.

Il n'y a plus de trépidation du pied.

A l'automne 1876, le patient qui avait fait une cure d'eau froide, se présente de nouveau comme guéri. Marche maintenant pendant des heures sans se fatiguer beaucoup. La démarche est assurée et n'est plus rigide.

Pas de troubles vésicaux.

Un peu de reflexe tendineux.

Santé générale parfaite.

Observation XV (Erb, *op. cit.*).

Madame K..., 25 ans. Examinée le 15 janvier 1877. Etant jeune fille, elle éprouvait des fatigues excessives dans les promenades un peu longues.

Autrement, elle avait une bonne santé.

Est mariée depuis deux ans, accouchée, il y a huit mois pour la première fois. Déjà, pendant sa grossesse, elle avait souvent des sensations de lourdeur et de fatigue dans les jambes, on attribuait cela à la grossesse.

Souvent il y avait tremblement des jambes, surtout en posant les pieds à terre. Depuis l'état s'est graduellement aggravé.

Un peu de faiblesse dans la vessie et le rectum qui fait que quelquefois il y avait des évacuations involontaires.

Jamais de douleurs ni au dos ni dans les jambes. Pas de douleurs en ceinture. Le médecin aurait constaté il y a six semaines un amoindrissement de la sensibilité dans les membres inférieurs, assez souvent contractions spontanées dans les jambes.

Antécédents nerveux héréditaires.

Sœur hystérique et atteinte d'une affection mentale.

Cousin éloigné atteint de paraplégie.

Etat actuel. — Femme, constitution moyenne. Démarche traînante, lente, raide. La pointe des pieds s'accroche et butte au moindre obstacle. Pas d'ataxie.

Se tient debout sans chancellement, les yeux fermés.

Couchée, la parésie subsiste dans les deux jambes. Légère contracture musculaire.

Sensibilité des jambes normale.
Il en est de même des reflexes cutanés.
Reflexes tendineux augmentés.
Trépidation des pieds.
Un peu de faiblesse vésicale existe encore maintenant.
Légère constipation.
Pieds froids.
Colonne vertébrale normale.
Organes génitaux sains.
Tête libre.
Pas de symptômes hystériques.
Sommeil et appétit bons.

Quoique ce cas, d'après ce qu'elle raconte, offrit au commencement plutôt l'image d'une myélite transverse, les symptômes actuels de la maladie, sauf la faiblesse vésicale, présentent un ensemble que je crois pouvoir ranger dans la maladie que je décris. Je veux bien permettre un point d'interrogation pour le diagnostic.

Observation XVI (Erb, *op. cit.*).

Jean S..., 36 ans, paysan, observé le 1er août 1868 (je range ici cette observation déjà ancienne parce qu'elle me paraît sans aucun doute devoir être rapportée à la maladie).

Il était autrefois toujours bien portant.

Il y a trois ans, il eut des douleurs vives dans les deux jambes et les reins. Ces douleurs existent encore surtout à la jambe gauche et sont accompagnées de crampes. En même temps faiblesse dans les deux jambes surtout à gauche.

A cette époque commencèrent aussi dans les bras de la douleur et de la diminution des forces.

Ces symptômes s'aggravèrent graduellement jusqu'à l'état actuel.

La tête a toujours été libre.

La sensibilité des jambes et des bras a toujours été normale.

Pas de diminution de sensibilité.

Depuis le commencement de la maladie, il remarque une excitation des organes génitaux plus grande que d'ordinaire. De fréquentes érections ont lieu, mais après le coït il se sent plus las qu'autrefois.

N'a jamais eu de pollutions.

Pas de troubles du côté de la vessie ni du côté du rectum.

Bonne santé.

Cause de la maladie inconnue.

État actuel. — Homme d'une forte constitution, très bien musclé.

Démarche et station debout très défectueuses. Pas de chancellement en fermant les yeux. Se tient difficilement sur les jambes.

Il ne lui est pas possible de se soulever sur la pointe des pieds à cause de la tension des muscles du mollet.

Les mouvements sont lents et incertains.

Démarche caractéristique. Aussitôt après les premiers pas, survient une contraction violente des muscles du mollet qui l'oblige à se lever sur les orteils et à continuer ainsi sa marche qui se fait, la pointe du pied touchant constamment le sol. Le malade éprouve une tension douloureuse dans les mollets et genoux.

Couché, tous les mouvements se font encore avec assez de force.

Pas trace d'atrophie.

Il a des sensations douloureuses dans les jambes, mais le toucher et la température sont parfaitement perçus.

Dans les membres supérieurs tout est normal sauf des contractions spasmodiques qui surviennent quelquefois en travaillant.

Pas de troubles urinaires.

Tête libre.

Santé et nutrition générale bonnes. L'examen électrique ne donne pas d'anomalie digne d'être mentionnée.

Observation XVII (Erb, *op. cit.*).

M. de Lad..., 37 ans, Russe, observé en 1871.

Malade depuis sept ans, a une paraplégie, avec contraction violente des muscles. Marche sur des béquilles en traînant ses jambes rigides derrière lui et ne posant que les pointes des pieds sur le sol.

Sensibilité tout à fait normale.

Point d'atrophie.

Pas de paralysie vésicale.

Observation XVIII (Erb, *op. cit.*).

Marie Barthen, 4 ans. Examinée le 26 juillet 1876.

L'enfant vint au monde à sept mois.

A toujours été en bonne santé, sauf quelques dérangements dans la digestion à trois semaines, n'a jamais eu de convulsions, ni de strabisme, ni de fièvre.

Cause de la maladie inconnue.

L'enfant ne put pas bien apprendre à marcher et ne le sait pas encore ; mais son développement intellectuel et l'éruption de ses dents se firent bien.

En dehors de la faiblesse que l'enfant éprouvait en marchant, les parents ne s'aperçurent d'aucun autre dérangement.

État actuel. — Une enfant florissante, très bien développée, très bonne nutrition.

La démarche qui n'est possible qu'avec un soutien, se fait sur les orteils. Il y a une grande faiblesse dans les mouvements des jambes.

Tension de muscles très prononcée. Jambes rigides. Les pieds ont légèrement la forme du varus équin. Adducteurs aussi très tendus.

Point de trace d'atrophie.

Irritabilité électrique normale.

Reflexes tendineux très augmentés.

La sensibilité paraît normale.

Vifs reflexes en chatouillant la plante des pieds.

Miction et défécation normales.

Bras libres.

Yeux normaux. Pas de symptômes céphaliques. Intelligence bien développée. Ne se plaint jamais de douleurs. L'enfant est aussi gaie que possible.

Colonne vertébrale droite, flexible, sans anomalie.

Cause inconnue.

Parents sains.

Ils eurent cinq autres enfants qui ne vécurent pas.

Observation XIX (Erb, *op. cit.*).

Marie J..., 2 ans, Pforzheim. Examinée le 18 juillet 1876.

A l'âge de trois semaines, l'enfant souffrit quelques jours de convulsions avec fièvre. En dehors de cela elle fut toujours en bonne santé. Ce n'est qu'à l'âge de 1 an, lorsqu'on voulut essayer de la faire marcher, qu'on s'aperçut qu'elle avait de la faiblesse dans les jambes. Cette faiblesse ne fit qu'augmenter, tellement qu'elle ne peut maintenant ni marcher, ni se tenir debout.

Autrement le développement corporel et mental fut excellent. Sa parole, son intelligence, sa gaieté, sont tout à fait normales.

État actuel. — Paralysie des deux jambes. Contracture des extenseurs et adducteurs. Reflexes tendineux augmentés. Sensibilité de la peau normale. Pas d'atrophie.

Bras tout à fait sains ; colonne vertébrale normale.

Douleurs nulle part.

Fonctions du cerveau et des nerfs crâniens normales.

Expression du visage intelligente.

Depuis quelques semaines seulement on note un peu de strabisme.

Cause de la maladie inconnue.

Pas d'influence héréditaire.

Observation XX (Erb, *op. cit*)

Eve Grieben, 16 ans.

Entrée le 10 juin 1876. Depuis son enfance elle traîne sa jambe gauche en la posant sur la pointe.

Cette faiblesse augmenta, atteignit plus tard aussi la jambe droite, et s'aggrava après l'entrée en puberté, il y a trois ans, sous l'influence peut-être d'une chlorose.

Elle n'eut pas d'autre maladie.

Fonctions cérébrales tout à fait normales.

Etat actuel. — La jeune fille a l'air bien portant. Fortement développée.

Démarche pénible. Elle traîne lentement et lourdement ses jambes sur le sol où ses pieds semblent collés. Elle se penche en avant et est toujours sur le point de tomber. Les jambes sont serrées, les pas petits ; démarche incertaine mais pas trace d'ataxie.

La station debout n'est pas bien assurée. Elle n'est pas gênée par l'occlusion des yeux.

Forte parésie dans les deux jambes. Faible contracture des fléchisseurs de l'articulation du genou. Les muscles sont fortement tendus.

Sensibilité normale.

Pas de reflexes cutanés.

Reflexes tendineux normaux.
Membres supérieurs sains, sauf reflexes tendineux du triceps.
Symptômes céphaliques normaux.
Miction et défécation normales.
Menstruation régulière.
Éruption des dents normale.
Pas d'atrophie.
Traitement galvanique n'a donné aucun résultat.

Observation XXI (*inédite*).

Recueillie dans le service de M. le professeur Jaccoud, par M. Hublé, externe du service.

A..., Auguste, âgé de 30 ans, conducteur de train, tempérament sanguin, constitution moyenne, entré à l'hopital Lariboisière, salle Saint-Jérôme, dans le service de M. le professeur Jaccoud, le 16 octobre 1878.

Antécédents. — Pas d'antécédents nerveux héréditaires ; pas de paralysies, d'apoplexies, de maladies nerveuses quelconques dans sa famille. Pas de rhumatismes. Il n'a eu qu'une fièvre typhoïde à 18 ans. Ni syphilis, ni alcoolisme. Cet homme est intelligent et nous renseigne bien.

Début. — Le 7 janvier 1874, sans cause connue, le malade, en se réveillant ne put pas uriner.

Il alla à son service et chemin faisant il ressentit dans les deux jambes des fourmillements accompagnés de contractions brusques et violentes qui l'empêchaient de rester sur place (trépidation spontanée).

Vers midi, comme il se rendait chez lui, il éprouva des lourdeurs dans les jambes, comme s'il avait eu un poids de plusieurs kilogrammes attaché à chacune d'elles (Parésie).

Rentré chez lui, il déjeune, puis vers deux heures va chez un herboriste chercher de quoi se faire une tisane diurétique.

De retour chez lui, ne se sentant pas bien et se trouvant fatigué, il se couche et s'aperçoit une demi-heure après, en voulant se lever, qu'il ne peut remuer les jambes qui restent inertes, toute la partie supérieure du corps étant d'ailleurs absolument libre. A partir de ce jour, il ne put plus uriner spontanément, et pendant sept mois, il fut obligé de se sonder tous les jours.

En même temps, constipation opiniâtre, le contraignant à se purger tous les deux jours. Pendant cette période, il est resté chez lui presque toujours couché. Il y avait alors de la raideur et de la contracture permanente des membres inférieurs.

Cette contracture était plus accusée encore quand le malade se levait. Il en était de même de la trépidation.

La sensibilité d'ailleurs est toujours restée intacte.

Le malade n'a jamais eu de douleurs en ceinture, ni douleurs fulgurantes dans les membres.

Il n'a rien remarqué du côté des fonctions génitales.

Durant cette période, le malade n'a suivi aucun traitement. Il est ainsi resté pendant huit mois chez lui, après quoi il est entré à l'hôpital de la Pitié (service de M. Lasègue). Il y fut traité par l'iodure de potassium et les douches froides. Après un séjour de quatorze mois, il sort (sept. 1875) et peut marcher seul, sans appui, et sans chute.

Il passe trois mois dans cet état, puis entre à l'hôpital Lariboisière (salle Saint-Jérôme) où il reste un an, toute l'année 1876. Après sa sortie, il travaille six mois comme secrétaire et, à bout de forces, il revient dans le service de M. Jaccoud en octobre dernier (octobre 1878).

L'état actuel du malade au moment où nous l'examinons (15 janvier 1879) est le suivant :

Sensibilité générale intacte dans tous ses modes.

Sensibilité spéciale, rien à noter. La vue est bonne.

Pas de traces d'amaigrissement.

Dysurie permanente ; constipation habituelle.

Faiblesse parétique des membres inférieurs ; il reste un peu de contracture, mais peu marquée. La marche est difficile. Le malade ne peut détacher ses pieds du sol et fait pour cela des efforts considérables. Les pieds frottent contre terre. L'occlusion des yeux ne le gêne pas. La trépidation spontanée n'existe plus. On provoque cette trépidation en poussant fortement le pied dans la flexion forcée sur la jambe.

Les membres supérieurs sont intacts.

Toutes les fonctions digestives et autres se font bien, pas d'eschares, pas d'atrophie musculaire.

Traitement. — Bains sulfureux ; pointes de feu.

Le malade sort amélioré, le 1er septembre 1880.

OBSERVATION XXII (personnelle).

(Recueillie dans le service de M. le professeur Villemin, au Val-de-Grâce)

Bresch, ancien cavalier de manège, âgé de 40 ans, né à Strasbourg, bon tempérament.

Pas d'antécédents héréditaires à signaler.

A part la fièvre intermittente qu'il a eue à Strasbourg en 1859, il s'est toujours bien porté, n'a pas la syphilis.

En octobre 1877, alors qu'il était cavalier du manège à l'école de Saint-Cyr, pendant une promenade, il fit une chute avec son cheval qui roula sur lui. Il fut fortement contusionné, mais il ne s'en suivit aucun trouble dans les membres indiquant une hémorrhagie méningée ou médullaire.

Il a la passer quelque temps à l'hôpital et en sortit avec toutes les apparences d'un complet rétablissement.

Cependant trois ou quatre mois après il sentit de la faiblesse dans la jambe droite, qu'il traînait un peu en marchant, sans qu'elle lui fit d'ailleurs aucun mal. La gêne qui en résultait était si minime qu'il continua à faire son service pendant dix mois.

Ce n'est qu'après ces dix mois, que son capitaine s'apercevant qu'il trainait un peu la jambe. lui proposa d'aller à la Flèche, au prytanée militaire, où il aurait un service moins fatigant.

Notons qu'à cette époque, sa jambe était prise, sans cause connue, de tremblements convulsifs.

Sa santé générale était excellente. Arrivé à la Flèche il fit son service pendant deux mois, mais la difficulté de marcher devenant plus grande il entra à l'hôpital.

A partir de cette époque, un an après sa chute, il ne sortit plus des hopitaux.

De la Flèche il fut envoyé à l'h pital du Mans où on lui fit des cautérisations le long de la colonne vertébrale, à la région lombaire. Il n'en retira aucun profit.

Du Mans, il fut envoyé à l'hôpital du Val-de-Grâce, le 27 septembre 1880.

Nous le voyons pour la première fois le 10 janvier 1881.

État actuel. — Cet homme nous dit ne pouvoir se servir de ses jambes qui sont constamment étendues dans son lit avec un certain degré de raideur. Il en est fort étonné car elles ne lui font aucun mal. Nous l'examinons de près et de notre examen il ressort ce qui suit :

Il n'éprouve aucune douleur, ni dans les jambes, ni dans les reins, ni à la tête, et n'a jamais eu à s'en plaindre.

Il n'a pas de fourmillements dans les extrémités inférieures.

Tous les modes de sensibilité sont perçus au membre inférieur droit, bien que cette sensibilité soit un peu émoussée. Le pincement et la piqûre, tout en étant bien sentis, donnent naissance à des mouvements reflexes.

Le membre inférieur gauche a sa sensibilité intacte dans tous ses modes. Le pincement, la piqûre, un corps un peu froid provoquent des mouvements reflexes.

Les organes de la vue, de l'ouïe, du goût et de l'odorat sont très bien conservés et n'ont jamais été troublés.

Couché il ne peut faire aucun mouvement avec son membre inférieur droit; pour le soulever un peu au-dessus du lit, il est obligé de faire appel aux muscles du bassin.

Ce membre est constamment dans l'extension. Il lui est absolument impossible de fléchir la jambe sur la cuisse sans avoir recours à ses mains. Lorsque la jambe est fléchie, il peut très facilement l'étendre; l'extension se ferait même peu à peu malgré lui. Lorsqu'elle est dans l'extension, il faut une assez grande force pour la fléchir étant donnée la tension permanente des muscles extenseurs de la cuisse, tension qui augmente d'une façon involontaire lorsqu'on veut provoquer la flexion.

Le membre inférieur gauche est aussi très affaibli. Il est constamment dans l'extension. Il ne peut le soulever plus de quatre ou cinq fois au-dessus de son lit. Il ne peut pas fléchir la jambe sur la cuisse sans le secours de ses mains; il l'étend bien quand elle est fléchie.

Comme au côté opposé, il lui est impossible de la maintenir fléchie si on fait le moindre effort pour l'étendre.

Lorsqu'elle est dans l'extension il faut déployer une grande force pour la fléchir, si on lui dit de la maintenir étendue.

La percussion du tendon rotulien, et le relèvement brusque du pied provoquent des reflexes dans les deux jambes, mais plus marqués à droite.

Parfois dans son lit il a des convulsions spontanées dans les deux membres.

Il lui est impossible de marcher sans béquilles. Avec ses béquilles, il marche, mais ses jambes, qui ne sont pas le siège de contractures lorsqu'il est couché, deviennent raides et contracturées dès qu'il touche le sol. Il ne peut pas les fléchir. La pointe du pied, surtout du côté droit, ne quitte pas le sol, et pour porter ses jambes en avant, il est obligé de décrire une courbe en les portant préalablement en dehors; en un mot, il marche en fauchant.

Ce phénomène s'observe aux deux jambes, mais plus marqué à droite.

Lorsqu'il est debout, appuyé sur ses jambes, elles sont quelquefois prises de tremblements.

Si on lui fait fermer les yeux, il n'éprouve aucune gêne au point de vue de sa solidité.

Pas la moindre trace d'ataxie.

Les membres supérieurs sont sains. On n'y observe pas de tremblements, et leurs mouvements sont assurés. Il porte sans la moindre hésitation la main à son nez, et il peut, sans faire écouler de liquide porter un verre plein à la bouche.

La parole et la déglutition sont normales.

Rien à noter du côté de son intelligence.

On ne trouve ni tumeur, ni point douloureux le long de la colonne vertébrale qui n'est pas déviée.

Rien du côté des appareils respiratoire, circulatoire et digestif. L'appétit est bon.

Il n'y a incontinence ni de matières fécales ni d'urine.

Pas de troubles génitaux.

Pas le moindre trouble trophique.

Pas d'atrophie musculaire.

Mayenne, Imp. A. DERENNE. — Paris, boulev. Saint-Michel 52.

Imp. A. Derenne, Mayenne. — Paris, boulev. Saint-Michel, 52.

www.ingramcontent.com/pod-product-compliance
Lightning Source LLC
LaVergne TN
LVHW050427160826
845677LV00002BA/581

* 9 7 8 2 3 2 9 6 8 9 0 9 8 *